LE TRÉSOR
DE LA SANTÉ,

O U

MAXIMES
DE L'ÉCOLE DE SALERNE;

Ouvrage traduit de latin en français ,

PAR

JEAN-CLAUDE MARTIN,

Professeur de Langues anciennes , à Lyon.

Salernitarum de tuendâ valetudine libellus ,
his qui legunt non parùm utilitatis præstat :
illisque multò majorem qui libelli præcepta
observant. ANTONIUS MUSA.

Ce petit livre de l'ÉCOLE DE SALERNE,
sur la conservation de la santé , est très-utile
aux lecteurs , et encore plus à ceux qui
observent ses maximes.

ANTOINE MUSA.

A LYON,

Chez GUY et Comp. , Libraires, rue St-Dominique.

Et à PARIS,

Chez LENORMANT, rue des Prêtres St-Germain-
l'Auxerrois.

AN XIII. — 1805.

A V I S.

Deux exemplaires de cet Ouvrage ont été déposés à la BIBLIOTHÈQUE IMPÉRIALE. *Les lois m'en garantissent la propriété exclusive. Je traduirai devant les Tribunaux tout contrefacteur, distributeur ou débitant d'édition contrefaite, et j'assure à la personne qui me les fera connaître, la moitié du dédommagement accordé par la loi. Cette édition, revue, signée et paraphée de ma main, est la seule originale.* j.— cl. Martin

LE TRÉSOR
DE LA SANTÉ,

OU

MAXIMES

DE L'ÉCOLE DE SALERNE.

ROI (1) des Anglais ! voici les maximes de l'École de Salerne (2) :

---

(1) « L'ÉCOLE DE SALERNE fut écrite vers la fin du onzième siècle, pour l'usage de ROBERT, duc de Normandie, et fils de Guillaume-le-Conquérant. Au retour de la Terre-Sainte, où ce prince s'était signalé parmi les Croisés, il passa à Salerne pour y consulter les Médecins sur une blessure qu'il avait au bras, et qui était devenue fistuleuse. Ils composèrent, à cette occasion, le poëme dont nous parlons, afin que, quand ROBERT n'aurait point de médecin à sa portée, il pût, à l'aide des directions qu'on y trouve, prendre les précautions convenables pour sa santé ; et cet ouvrage fut si généralement et si long-temps estimé, que, vers le quatorzième siècle, Arnaud de Villeneuve, qui florissait à la cour de Frédéric, roi de Sicile et de Naples, ne crut rien faire de mieux pour sa propre gloire, que d'en devenir le commentateur. Qu'on ne s'étonne pas ! toute gothique qu'est cette composition, elle était admirable pour ces temps-là. Aussi, dans quel-

A 2

Si tu veux jouir d'une santé parfaite ;
que les inquiétudes fâcheuses, que la
colère indigne d'un monarque, ne tyran-
nisent point ton cœur ; bois peu vin,

---

ques éditions, est-elle intitulée *La Fleur de la Médecine*. Des six choses nécessaires à la vie, l'article
des alimens est celui qui fait proprement le sujet
de l'École de Salerne ; si l'on y parle des autres,
ce n'est que par occasion, et comme en passant.

» Le docteur Freind nous apprend qu'un célèbre
Juif, Benjamin de Tudèle, revenant, en 1165, d'un
voyage qu'il avait fait dans presque tout le monde
connu, recommandait Salerne comme le meilleur
séminaire de médecine qu'il y eût parmi les enfans
d'Édom, c'est-à-dire, des Chrétiens. » (*Extr. des
Œuvres du fameux médecin* TISSOT.)

(2) « JEAN DE MILAN composa vers l'an
1100, au nom des Médecins du collége de Salerne,
un livre de médecine en vers latins ; il contenait
1239 vers, dont il ne reste que 372. C'est ce livre
qui est très-connu sous le nom de L'ÉCOLE DE
SALERNE. On estime les observations de RÉNÉ
MOREAU sur cet ouvrage. M. ANDRY, médecin
de Paris, a soutenu que ce fameux ouvrage avait été
composé par TUSA et REBECCA-GUERNA, deux
dames célèbres qui se sont signalées dans l'école de
Salerne par leurs écrits. *Voyez le Journ. des Savans*,
Novembre 1724. D'autres l'ont attribué à ARNAUD
DE VILLENEUVE ; mais la plus commune opi-
nion des savans l'attribue à JEAN DE MILAN,
autrement, JEAN MILANAIS. » (*Extrait du
Dict. hist. de* M. L'ADVOCAT.)

sois sobre à ton souper ; et ensuite ,
lève - toi ; évite le sommeil de midi ,
ne garde pas ton urine , ni trop tes
excrémens : un tel régime , sans doute ,
prolongera tes jours. En l'absence des
Médecins , que la gaîté , que le repos et une
diète convenable te suffisent. Au lever de
l'astre du jour , que l'eau fraîche nétoie ,
et tes yeux et tes mains ; varie tes prome-
nades , étends sans effort tes membres ;
soigne ta chevelure et l'émail de tes dents :
ces choses fortifient le cerveau et le reste
du corps. Que ton bain soit tiède ; au
sortir du dîner , reste debout ; ensuite ,
va au frais par degrés. Le miroir d'une
source limpide , et une tendre verdure
récréent et soulagent la vue. Le matin ,
gravis les montagnes ; sur le soir , recherche
les fontaines ; à midi , ne dors guère ,
ou point du tout : ce sommeil est l'avant-
coureur de la fièvre , de la paresse , du mal
de tête , et du catarre. La crampe , l'hydro-
pisie , la colique et le vertige proviennent
d'un vent qu'on retient ; l'expérience le
prouve. Quiconque soupe trop , sent à l'estomac une grande douleur. Pour n'être pas
incommodé , la nuit , abrège ton souper ;

ne prends jamais de nourriture , que tu n'aies évacué celle d'abord reçue : l'appétit , la faim , la salive moins abondante , t'inviteront bientôt à manger. La pêche , la pomme , la poire , le lait , le fromage , la viande salée , celle de cerf, de lièvre , de bœuf , de chèvre nuisent aux bilieux et aux infirmes. Les œufs frais , le vin rouge , les bouillons gras , et la fleur de farine sont salutaires au corps. Le froment nourrit , et le lait engraisse ; le fromage mou , les rognons , la chair de porc , les cervelles , les moelles , les vins doux, le mets qui plaît davantage, les œufs, les figues mûres et le raisin nouveau , nourrissent et engraissent aussi. On distingue les vins , à leurs odeur , goût , clarté , couleur. Que les tiens, pour répondre à tes désirs , soient vifs , de belle apparence , d'un parfum agréable , frais et nets ; les blancs et doux , ont plus de corps. Le vin rouge (si quelquefois l'on en boit trop) resserre le ventre , et rend la voix rauque. L'ail , la rue , la poire , le raifort , la thériaque , et la noix mettent en fuite le poison mortel. Que l'air de ton appartement soit lumineux et sain ; que nulle infection, et que le voisinage d'un cloaque n'en altèrent pas la bonté. Le même vin qui, la nuit, te fatigue ; le matin, si tu en rebois, est médicinal. Le plus exquis lubrifie les humeurs ; le noir t'appesantira. Que ton vin soit clair, vieux, délicat, mûr et bien trempé, pétillant, et pris avec réserve. Ta bière sera douce, pure, faite de bons grains, et vieille. N'en surcharge pas ton estomac. Au retour du printemps, dîne peu. L'été, ne mange pas trop, car cela est très - nuisible. Crains que les fruits d'automne ne te rendent malade. L'hiver, contente ton appétit. La sauge et la rue composent un breuvage utile à la santé ; en y ajoutant la fleur de rose, elles affaibliront l'ardeur amoureuse.

L'eau de mer, mêlée avec le vin, préservera de vomir quiconque en aura bu. La sauge, le sel, le vin, le poivre, l'ail, le persil rendent la sauce piquante. En se lavant après le repas, on retire deux avantages : l'un, d'avoir les mains propres ; l'autre, d'y voir mieux. Si la santé t'est chère, que cet usage te devienne familier. Le pain salubre au corps

sera ni trop tendre , ni trop dur , mais levé ;
ayant des yeux , bien cuit , peu salé , et
de grains nourris. Ne mange pas la croûte,
car elle engendre la bile noire. Sans vin,
la chair de porc est pire que celle de
mouton ; mais avec le vin , elle te nour-
rira , et te servira de remède. Les entrailles en sont excellentes ; celles des autres
animaux sont détestables. Le vin doux
arrête l'urine , lâche le ventre , nuit au
foie , endurcit la rate , et occasionne la
pierre. L'eau bue dans le repas , incom-
mode , refroidit l'estomac , et lui cause
des crudités. La chair des jeunes veaux
nourrit beaucoup. La caille , la poule ,
le chapon , la tourterelle , l'étourneau ,
la colombe , la poule-d'eau , le faisan,
les merles , la perdrix , la grue , l'ou-
tarde et le vanneau sont bons à manger.
Si les poissons sont tendres , prends les
gros ; s'ils sont durs , comme le brochet,
la perche , la sole , la raie , la tanche ,
le greneau , la pluie , la carpe , le gou-
jon et la truite , tu préfèreras les petits.
Les physiciens croient que l'anguille et
le fromage nuisent à la voix ; qu'ils l'altèrent trop , à moins qu'on ne boive et

reboive à diverses reprises. A ton dîner, bois souvent, mais à petits coups. Si tu humes un œuf, qu'il soit mollet et frais. On peut blâmer l'usage du pois, et en faire l'éloge ; il enfle et nuit avec l'écorce ; sans écorce, il est assez favorable. Le lait de chèvre et de chameau est avantageux aux étiques ; celui d'ânesse est plus substantiel : ayant la fièvre et la migraine, il faut t'en abstenir. Le beurre adoucit et humecte ; sans fièvre, il lâche. Le petit-lait est incisif, pénètre et déterge. Mangé avec le pain, le fromage difficile à digérer, astringent, gras et dur, offre aux personnes saines une excellente nourriture ; mais il faut en priver celles qui ne le sont pas. Les médecins ignares disent qu'il est indigeste, sans le prouver ; les habiles croient qu'il est propice à l'estomac faible. En premier mets, il allège la douleur qu'occasionne le cours de ventre. Si tu ne peux aller à la selle, ne fais apporter le fromage qu'au dessert. A table, si tu veux être moins sujet aux maladies, commence par boire ; entre les repas, ne bois en aucune manière.

Après le poisson, mange une noix ; après la viande, du fromage : une seule noix profite, une seconde nuit, une troisième est fatale. Chaque œuf pris, exige qu'on boive de nouveau. Les poires invitent à boire ; la noix chasse le venin. Que le poirier soit un arbre maudit, si, sans vin, les poires sont vénéneuses. Crues, elles surchargent l'estomac ; mais, cuites, elles le fortifient. Après la poire, donne à boire ; après la pomme, va à la selle. La cerise est bienfaisante, nétoie l'estomac ; son noyau dissipe la pierre, et renouvelle le sang. Les prunes sont froides, laxatives, et d'une grande utilité. Bois le vin doux, et mange les pêches avec réserve ; use de même des noix et des raisins. Le raisin cuit est défavorable à la rate, salutaire à la toux, et au mal de reins. Le cataplasme de figues guérit les écrouelles, les tumeurs, les glandes ; jointe aux pavots, la figue attire les os brisés, rend le pouls vermiculaire, excite à l'amour ; mais elle est nuisible à chacun. Les nèfles font beaucoup uriner, et constipent. Les dures plaisent ; cependant les douces sont meilleures. Le moût

est diurétique, lâche vîte et gonfle. La
bière épaissit la lymphe, donne des forces ; rend charnu, sanguin ; provoque
l'urine, calme le mal de ventre, l'enfle et
le rafraîchit un peu. Le vinaigre rafraîchit
davantage, engendre la tristesse, diminue
le sperme, attaque les nerfs délicats, et
sèche. La rave facilite les fonctions de
l'estomac, est venteuse, diurétique, fu-
neste aux dents. Mal-cuite, elle occasionne les douleurs d'intestins. La chyli-
fication du cœur et du ventricule des
animaux, est pénible, et l'excrétion lente ;
la partie extérieure est néanmoins bonne.
La langue est une nourriture saine et
médicinale. Le poumon, facile à cuire,
passe aussi-tôt. De toutes les cervelles,
on préfère celle de poule. La graine
de fenouil chasse les vents ; l'anis éclaircit
la vue, soulage l'estomac. L'anis le plus
doux, est le meilleur. La tutie guérit
bientôt le flux de sang. On doit offrir
un plat de ragoût à son convive. Le sel
est anti-vénéneux, assaisonne les mets
fades ; un mets sans sel n'a aucune sa-
veur. Les choses salées brûlent la vue,
affaiblissent le sperme ; causent la gale,

A 6

la gratelle et le frisson. Ce qui est salé, amer et aigre, épuise le corps; l'acide refroidit; l'amer, le gras, l'insipide et le doux tempèrent. Le vin, mêlé avec le bouillon, nétoie les dents, donne aux yeux de la vivacité, et rétablit l'équilibre des humeurs.

Que chacun observe la diète d'usage, et n'y change rien sans nécessité; autrement (HYPPOCRATE l'assure), une putréfaction affreuse en sera la suite. La diète, certes, est le *Palladium* de la Médecine; qui la néglige, vit au hasard, et s'expose à être malade. Sois attentif à l'ordonnance du médecin; elle t'indique le temps, la dose, combien de fois, et en quel lieu tu dois prendre le remède. Cette route est la seule qui mène à la santé. Le bouillon de choux est laxatif, sa substance constipe; l'un et l'autre disposent le ventre à se dégager. Les anciens ont dit que la mauve soulage les entrailles; que, prises en clystères, ses racines évacuent les ordures du corps. Souvent, elles ont agité la matrice; et provoqué l'écoulement périodique des femmes. La menthe est trompeuse, si elle tarde à chasser les vers du ventre et de l'estomac. Pourquoi l'homme, en faveur duquel la sauge croît dans les jardins, est-il sujet à la mort ? Est-il, hélas ! dans les jardins, de remède contre le trépas ! La sauge fortifie les nerfs, empêche de trembler, et éloigne la fièvre aiguë. La sauge, le castoréum, la lavande, la prime-vère, le cresson, la tannésie guérissent les membres paralytiques. La sauge rend les corps sains, est l'amie de la nature. La rue éclaircit les yeux, leur fait voir les objets d'une manière plus distincte. Mangée crue et fraîche, elle dissipe l'éblouissement, diminue l'amour masculin, augmente le féminin, rend l'homme chaste ; donne de l'esprit et de la finesse. La rue cuite écarte les puces quelque part qu'elles soient. Les médecins ne s'accordent pas sur les oignons : GALLIEN pense qu'ils nuisent aux bilieux, mais qu'ils sont très-salutaires aux flegmatiques ; ASCLÉPIUS assure qu'ils conviennent à l'estomac, qu'ils colorent et embellissent le visage. En frottant souvent, avec des oignons, les endroits chauves de ta tête, elle reprendra la grâce qu'elle a perdue.

La moutarde, graine fine, sèche, pé-
nétrante, mouille les yeux de larmes,
purge la tête, et chasse le venin. On dit
que la violette, couleur de pourpre,
désenivre, dissipe la migraine, et guérit
les épileptiques. L'ortie procure le sommeil aux malades, supprime le vomissement, en préserve si l'on y est sujet.
Une infusion de sa semence, jointe au
miel, remédie aux coliques et à une
vieille toux, si l'on en boit à diverses
reprises ; elle échauffe le poumon, sert
de spécifique contre l'enflure de ventre,
et toutes les douleurs de la goutte. L'hy-
sope chasse la pituite ; unie au miel cuit, elle
soulage les pulmoniques ; on dit même
qu'elle donne un très-beau teint au visage.
Le cerfeuil pilé avec le miel, étendu sur les
chancres, les guérit ; bu avec le vin, il
appaise la douleur de côté. Cette herbe
broyée, appliquée sur l'estomac, a coutume d'empêcher de vomir, et relâche
le ventre. L'*enula campana* est saine au
cœur et aux entrailles ; on assure qu'en
y joignant le suc de rue, elle est utile
aux membres cassés. Bu avec le vin, le
pouliot chasse la bile noire ; on dit que

sa fomentation appaise une goutte an-
cienne. On soutient que le jus de cresson
empêche les cheveux de tomber, qu'il
calme le mal de dent ; qu'uni au miel ,
il dissipe les dartres vives. Au rapport de
Pline, l'hirondelle se sert de la chélidoine pour rendre la vue à ses petits ,
aveugles , quoique leurs yeux sortent de
leur orbite. Introduite dans l'oreille , la
sève de saule en expulse les vers ; son
écorce , cuite dans le vinaigre , dissout
les verrues , et émousse à un tel point
les traits aigus de l'amour , qu'elle empêche d'engendrer.

Le safran , dit-on , conforte , égaie le
cœur , rétablit les membres épuisés , et
renouvelle le foie. Souvent , après avoir
mangé du porreau , les jeunes filles de-
viennent fécondes ; si vous frottez de son
jus l'intérieur des narines , il peut arrêter
l'hémorragie de nez. Le poivre noir est
résolutif , dissipe les glaires , et facilite
la digestion. Le poivre blanc est avantageux à l'estomac, à la toux ; calme la
douleur , et prévient les vifs accès de
fièvre. Le sommeil après le repas, trop
d'exercice , et l'ivresse , pour l'ordi-

naire, fatiguent l'ouïe. L'agitation, une grande faim, le vomissement, les coups, les chûtes, l'ivresse et le froid, font tinter l'oreille. Le bain, le vin, l'amour, le vent, le poivre, la fève, la lentille, l'ail, la fumée, le porreau, l'oignon, les pleurs, la moutarde, le soleil, le coït, le feu, le travail, les coups, les objet fins, et la poussière nuisent aux yeux, mais, surtout, les veilles. Le fenouil, la verveine, la rose, la chélidoine et la rue, soulagent la vue courte, car on en distille une eau qui rend la vue perçante.

Si tu sais te servir des graines de porreau brûlées avec l'hanebane, elles conserveront tes dents ; fais en sorte qu'introduite par un entonnoir, la fumée les atteigne. La noix, l'huile, le froid à la tête, l'anguille, la boisson, et la pomme crue enrouent la voix. Jeûne, veille, use de mets chauds, travaille, transpire, bois peu, retiens ton haleine : observe tout cela, c'est le seul moyen de chasser le rhume. Le rhume est catarreux, s'il tombe sur la poitrine ; on l'appelle enrouement, s'il s'arrête au gosier; enchifrenement, si c'est au nez. Aie soin

de mêler l'orpiment , le soufre , la chaux
et le savon : ces matières remplissant
quatre fois la fistule , la guérissent.

Bois de l'eau , si le mal de tête vient
de trop boire , car la fièvre aiguë est le
résultat de cet excès. Pour calmer la cha-
leur du sinciput et du front , frotte et
humecte doucement avec de la morelle
cuite et chaude , les tempes et le front :
on pense que ce remède soulage la migraine. Les jeûnes d'été maigrissent le
corps. Il est utile , chaque mois , de
vomir ; cela dégage l'estomac des humeurs
qu'il renferme.

L'année se compose de l'hiver , du
printemps , de l'été et de l'automne. La
saison propice à la saignée , est celle du
printemps : alors l'air est chaud et humide ; l'amour , qui connaît des bornes ,
est salutaire à l'homme ; alors on prend
de l'exercice , on sue , on se baigne,
on se purge. L'été , de coutume , est
chaud et sec : c'est le temps où la bile
rouge domine , où les mets tièdes et
froids sont bons ; mais évite l'amour.

Deux cent dix-neuf os composent le
corps de l'homme ; trente-deux dents gar-

nissent sa mâchoire, et ses veines sont au nombre de trois cent soixante-cinq. Il y a quatre tempéramens (3) : le sanguin, le bilieux ou colérique, le flegmatique ou pituiteux, et le mélancolique. On compare le sanguin à l'air, le colérique au feu, le flegmatique à l'eau, le mélancolique à la terre.

Les sanguins ont de l'embonpoint, l'humeur joviale ; se plaisent le plus souvent à entendre les nouvelles récentes, aiment le jus de la treille, les repas et les ris. Ils sont enjoués, doux en conversation, propres aux études, habiles ; se livrent difficilement aux transports de la colère. Les sanguins sont encore prodigues, généreux, sociables, folâtres, de couleur

---

(3) « On connaît, dit GALIEN, les gens d'un tempérament chaud et sec, à ces marques principales : Ils ont les veines grosses et enflées, le pouls fort, la poitrine et les épaules larges ; leurs membres sont robustes, musculeux et bien proportionnés ; leurs cheveux noirs, épais, naturellement frisés ; leur peau est rude, brune et velue. Au contraire, une peau douce, blanche, unie, des cheveux clairs, la poitrine étroite, les veines petites, le corps délicat et ordinairement potelé, les membres débiles, le pouls faible, sont les diagnostics d'une complexion froide et humide. »

rouge , aiment à chanter ; sont charnus ,
assez braves et bienfaisans.

Le bilieux est vif , jaloux de sup-
planter ses rivaux , superficiel dans ses
études , grand mangeur ; croît vîte , est
magnanime , libéral , vise aux grandes
choses ; est velu , fourbe , emporté , pro-
digue , hardi , cauteleux , mince , sec (4)
et jaunâtre.

Le flegmatique est faible , a le corps
large , gras , petit , peu sanguin ; le
sommeil , et non l'étude , occupe ses
heures de repos. Son esprit est lourd ,
sa démarche lénte ; il est lâche , facile
à s'assoupir , plein de glaires , et blanc
de visage.

Le mélancolique a l'humeur chagrine ,
méchante et sombre ; est taciturne ,

---

(4) Martin Pansa , célèbre médecin d'Alle-
magne , au commencement du dix - septième siècle ,
dit que les gens de lettres qui se laissent aller à
une humeur critique et mordante , toujours charmés des
fantes des autres , et toujours prêts à les relever
avec aigreur , comme s'ils ne pouvaient établir leur
gloire que sur les ruines de la réputation d'autrui ,
consument , par - là , plus vîtement toute la partie
balsamique de leurs esprits , et s'attirent souvent une
mort prématurée. Longin n'a jamais vu avec plai-
sir des fantes dans quelqu'auteur que ce fût. *Sect.* 33.

aime l'étude, et ne dort guère ; est ferme dans ses résolutions, soupçonneux, jaloux, chagrin, avide, avare, faux, timide et pâle.

Tels sont les tempéramens qui donnent à chaque individu le teint qui lui est propre : l'exubérance de sang, rend rouge ; la bile enflamme, et jaunit ; la blancheur est l'effet des flegmes ou de la pituite. Si le sang domine, la figure s'embrase, l'œil se gonfle, les joues s'enflent, le corps s'affaisse ; le pouls bat vîte, est plein, s'atténue ; le front souffre beaucoup, le ventre se resserre, la langue se dessèche ; on a soif ; les songes n'offrent qu'objets couleur de feu ; la salive est douce ; on trouve amères les choses agréables au goût.

La douleur à la main droite, est l'effet de la bile : alors la langue est pâteuse, les oreilles tintent, on vomit souvent, on dort peu, on brûle de soif, les éjections sont grasses ; on éprouve de violentes coliques, des nausées, des déchiremens de cœur ; l'appétit se perd, le pouls s'affaiblit, est dur, accéléré, ardent, sec et roide ; on ne voit, en songe, qu'embrasemens. Les ennuis, la fadeur, le flux de bouche, la douleur des côtes, de l'estomac et de l'occiput; les inégalités du pouls, tantôt rare, tantôt faible, et presque nul, sont les suites d'une pituite excessive; alors on ne rêve qu'aux rivières et aux mares. Quand la lie des humeurs abonde, la peau du mélancolique se noircit; le pouls est dur, l'urine légère; on est en proie à l'inquiétude, à la crainte, à la tristesse, aux songes affreux, aux hoquets, au dégoût; la sputation devient fréquente; l'oreille gauche, sur-tout, tinte ou siffle.

On ne doit se laisser ouvrir la veine, qu'à dix-sept ou à dix-huit ans, car beaucoup d'esprit vital s'échappe par la saignée; le vin le renouvelle bientôt, mais la nourriture ne répare qu'avec lenteur la perte du sang. La saignée éclaircit la vue, soulage l'esprit et le cerveau, perfectionne la moelle, nétoie les viscères, resserre le ventre et l'estomac, purifie les sens, procure le sommeil, dissipe les ennuis, fait entendre, parler; donne de l'énergie, et augmente les forces.

Avril, Mai, Septembre, sont les mois

favorables à la saignée ; les jours lunaires
sont aussi funestes que l'Hydre (5). Au
trente Avril, le premier Mai et le dernier
de Septembre, il ne faut point se faire ouvrir la veine, ni manger la chair de l'oie.
Jeune ou d'un âge avancé, lorsque le sang
domine, la saignée est bienfaisante durant
les mois ci-dessus désignés, et prolonge la vie.

L'homme d'une complexion froide souf-
fre-t-il beaucoup ; sort-il du bain, ou
d'entre les bras de l'amour ; est-il jeune
ou vieux ; a-t-il trop bu et trop mangé ; son
estomac est-il faible et délicat ; éprouve-
t-il des dégoûts ? qu'on se garde bien de
le saigner. Celui qui veut l'être, qu'il
ait soin, aussi-tôt après, de bander son
bras, de s'oindre, de boire et de se
promener.

La saignée réjouit les tristes, appaise
la colère, met un frein à l'amour. Que
la lancette pique légèrement la veine,
afin que le sang chaud jaillisse avec plus
d'abondance et de liberté ; ensuite,
ne dors point, l'espace de six heures,

_____

(5) Les poëtes parlent souvent de l'Hydre de
Lerne, qu'Hercule tua en brûlant chaque tête qu'il
coupait, pour l'empêcher de renaître.

car le sommeil nuirait à ton corps sensible. Une piqûre profonde endommage la veine. Après la saignée, ne mange pas aussi-tôt ; prive-toi du lait, du boire, et des choses froides qui, en pareil cas, te sont contraires ; respire un air pur, jouis d'un repos convenable, et ne t'agite pas trop. Dans le principe, si les maladies sont aiguës, très-aiguës, fais-toi d'abord saigner ; beaucoup, si tu as atteint le milieu de ta carrière ; peu, si tu es jeune ou sur le déclin de l'âge. Au printemps, la saignée sera du double plus forte que dans les autres saisons.

Au retour du zéphir et l'été, on ouvre la veine du bras droit ; en automne et l'hiver, celle du bras gauche. Le printemps, on purge le cœur ; en été, le foie ; en automne, le pied ; et la tête, au retour des frimats. L'ouverture de la salvatelle est favorable sous plusieurs rapports : elle purifie la voix, la rate, la poitrine, le foie, les entrailles, et affranchit le cœur d'une douleur profonde.

F I N.

De l'Imprimerie de J. Guyot, place de la Charité.

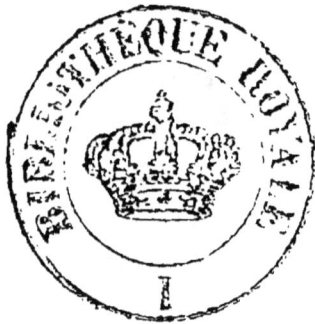